Inhaltsverzeichnis

Inhaltsverzeichnis	1
Reden wir über Sex	**2**
Ratgeber über die schönste Nebensache der Welt	**2**
Vorwort	3
Reden wir über Sex	4
Ratgeber über die schönste Nebensache der Welt	4
Lexikon der Erotik (Teil 1)	14
Lexikon der Erotik (Teil 2)	20
Lexikon der Erotik (Teil 3)	26
Lexikon der Erotik (Teil 4)	40
Lexikon der Erotik (Teil 5)	53
Lexikon der Erotik (Teil 6)	73
Impressum	96

Reden wir über Sex

Ratgeber über die schönste Nebensache der Welt

DiKay

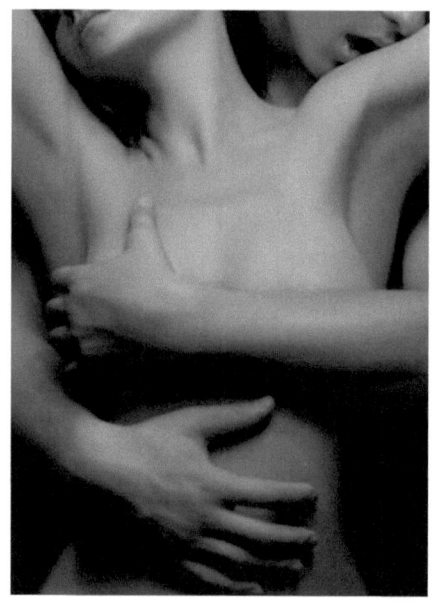

Copyright © 2017 DiKay, Autorin

1. Auflage 2017

Vorwort

Der folgende erotische Ratgeber enthält Ratschläge über Sex, Sexpraktiken und sexuelle Begriffsdefinitionen. Leser mit einer besonders niedrigen Schamgrenze sollten nicht weiterlesen. Auch sollten Leser nicht weiterlesen, die Bücher mit sexuellen Handlungen – Geschlechtsverkehr, Analverkehr oder Oralverkehr etc. - nicht lesen möchten.

Reden wir über Sex

Ratgeber über die schönste Nebensache der Welt

Willkommen zu unserer Reise der *Lust* auf welcher wir so herrliche Dinge besprechen werden wie Cunnigulus, Blowjobs, Analsex – wir werden reden über alle Bereiche der Lustbarkeit und uns doch kritisch mit dem Thema Sexualität auseinander setzen.

Wir werden herausarbeiten, warum es in unserer heutigen Zeit immer noch viele Vorurteile wegzuräumen gilt und da dieser Ratgeber überwiegend Paare anspricht, so werden wir auch eine Reise in die Vergangenheit unternehmen, wo Sex noch Sex war, und nicht nur Hochleistungssport oder wo bereits bei der Sichtung diverser Anleitungen einem der Schweiß ausbricht.

Nein, alles was wir wollen, ist, dass Sie, liebe Leserinnen und Leser anregende Stunden zu zweit verbringen, wir werden Fragen beantworten und mit diversen Vorurteilen aufräumen. Sex ist so viel mehr als die oftmals prognostizierte *schnelle Nummer* – nein Sex ist die schönste Nebensache der Welt (noch vor dem Fußball, meine Herren!).

Reden wir also über Sex. Viel Spaß mit diesem erotischen Ratgeber.

Bevor wir mit dem eigentlichen Themenbereich, den Fragen und den dazugehörigen Antworten starten, würde ich gern dieses Büchlein mit einem Begriff beginnen, welcher Achtsamkeit heißt – alte Hasen, wissen, was dieser Begriff bedeutet: Die Auseinandersetzung mit sich selbst und seiner Umwelt.

Eine Partnerschaft, in die Jahre gekommen, ist nichts anderes. Wir müssen uns mit uns beschäftigen, diese Partnerschaft wieder in richtige Spur bringen.

Deshalb spielt dieses Achtsamkeitstraining eigentlich sehr schön das wieder, was wir mit diesem Buch erzielen möchten.

Die *Schwere* aus der Sexualität herausnehmen. Miteinander reden, miteinander (wieder) glücklich werden.

Frage: Mein Mann ist unzufrieden mit unserem Sexualleben, ist aber nicht bereit zu einer Therapeutin bzw. Therapeuten zu gehen? Was kann ich tun?

Antwort: Zuallererst stellt sich hier erst einmal die Frage, warum möchte der Ehemann nicht zu einer Gesprächstherapie gehen? Hat er Angst sich offenbaren zu müssen, oder ist es ihm lästig, ist er mit den Jahren zu bequem geworden oder ist ihm das ganze Prozedere einfach nur unangenehm?

Wie immer, wenn es um Dinge geht, die vielleicht etwas Gefühl benötigen, trifft alles und nichts zu. In diesem Fall kann das Achtsamkeit-Training helfen, nicht in das Dunkel zu bringen.

Achtsamkeit ist zwar derzeitig ein Modewort geworden, doch es ist schon lange präsent, dass es diese Aufmerksamkeit gar nicht nötig hat. Achtsamkeit bedeutet nicht anderes – grob ausgedrückt – dass wir aufeinander Acht geben müssen, damit wir uns nicht verlieren. Verlieren tun wir uns immer dann, wenn das passiert, was die Fragestellerin mitteilen möchte – die Achtsamkeit ist hier bereits verloren gegangen. Verlieren wir uns und unseren Partner in dieser hektischen, immer mehr von uns vorderen Welt, ist es meist dahin mit der Liebe oder es bedarf jeder Menge Arbeit, diese wieder in Schwung zu bringen.

Also sollten wir es so weit gar nicht erst kommen lassen. Und deshalb befassen wir uns nun mit dem Thema Achtsamkeit. Hier gibt es mittlerweile wunderbare Trainer, die helfend zur Seite stehen, sich neu zu finden, die Chakren öffnen und dazu anleiten sich den Thema Achtsamkeit auf ganz individuelle Art und Weise zu nähern. Ein unausgewogenes Gleichgewicht ist meist der Auslöser.

Verordnen Sie sich selbst eine einwöchige ›Atempause‹, wie ich sie nenne –Mann und Frau nur auf sich selbst fokussiert – angeleitet von Ihrem Trainer. Gemeinsame Tage werden folgen, Kurse im Tai Chi, Qi Gong, geführte Spaziergänge und alleiniges in sich kehren, gemeinsame Gefühlsausbrüche, welche durchaus auch ausufern können, in gemeinsamen Weinen und Trauern um die vielen Monate oder gar Jahre die dahingegangen sind, ohne das etwas unternommen wurde.

Doch die Therapeutin bietet Ihnen nun Lösungsansätze, Sie sind nicht mehr allein mit ihren Sorgen, und die Einbahnstraße in welcher sie sich bis dato befanden wird wieder zu einer Straße, die zu beiden Seiten offen ist.

In den meisten Fällen wird es so sein, dass die Therapeutin Ihnen vorschlägt, sich gegenseitig zu umarmen (Körperkontakt herstellen!), vielleicht gefolgt von einem intensiven Streicheln, die Therapeutin wird nicht eingreifen, sondern mit Ihnen ausdiskutieren, was Sie mit dem Wort Achtsamkeit verbinden, und was Sie für sich daraus für einen Nutzen ziehen können. Sie werden lernen wieder miteinander zu reden, eine Diskussion zu führen, ihre Wünsche und Forderungen an den Partner offen zu legen und auch wieder gemeinsam miteinander sexuell zu verkehren.

Sex ist keine Frage des Alters sondern eine Einstellung dazu. Achtsam mit sich und seinem Partner umzugehen wäre der richtige Ansatzpunkt um Ehen, welche in die Jahre gekommen sind, neu zu beleben.

Man stelle sich vor, manch ein Ehepartner/in geniert sich nach Jahren des Stillstands sogar mittlerweile, sich vor dem einst so geliebten Partner nackt auszuziehen. Warum? Weil er vielleicht einen Körper zu sehen bekommt, der nicht mehr ganz straff, nicht mehr ganz rosig erscheint. So ein Unsinn! Sein/Ihr Kopfkino wird ganz andere Bilder liefern – das wird Ihnen auch Ihr Therapeut zu vermitteln versuchen. Die Kursangebote gehen übrigens recht intensiv speziell auf dieses Thema ein. Gerade hier besteht ein enormer Nachholbedarf – wir reden darüber.

Es wird Sie begeistern, wie viel Spaß es macht wieder an die Liebe zu glauben, sich zärtlich aneinander zu kuscheln, achtsam und vor allem aufmerksam mit sich und seinem Partner umzugehen und nicht den verlorenen Jahren nachzutrauern, sondern mit Schwung in den zweiten oder vielleicht sogar dritten Frühling zu starten. Hören Sie auf genau zu wenn Ihre Therapeutin oder ihr Therapeut Ihnen genau dies zu vermitteln versucht und achten Sie auf sich und ihren Partner.

Warum nun habe ich gerade diesen Aufmacher gewählt? Weil ich der Meinung war und bin dass wir viel zu wenig miteinander reden, in allen Bereichen des Lebens – auch und gerade auf sexueller Basis. Vieles was wir uns von unserem Partner wünschen, soll dieser aus dem Kaffeesatz lesen (idealerweise!), denn wir tragen unsere Wünsche nicht an ihn heran! Kommunikation ist in unserem digitalen Zeitalter in Vergessenheit geraten und wir müssen einfach versuchen durch Achtsamkeit und Selbstliebe wieder dorthin zurückzufinden, wo wir einmal waren. Wir müssen, auch oder gerade auf sexueller Ebene freier und offener über unsere Wünsche und Vorstellungen reden – uns öffnen und lockerer werden. Allein dadurch wird unser Sexualleben erfüllter und ausgefüllter werden. Es bringt doch nichts zu warten, und zu warten und zu warten ... irgendwann kommt man in ein gewisses Alter und trauert den verlorenen Chancen nach ... nur weil man nicht die richtigen Worte finden konnte. Das sollten wir uns nicht antun. Nicht uns und auch nicht unseren Partner.

Denken Sie einmal darüber nach!

Nun, da wir den Eingangspart haben, widmen wir uns dem Frage-Antwort-Teil, der immer mal wieder durch ein Lexikon der Erotik aufgelockert wird, welches ich als recht angenehm empfand. Es sollte mich freuen, wenn Sie dieses Buch mit Freude lesen und daraus neue Ideen entwickeln.

Frage: *Sex als Kommunikationsmittel – ist das legitim?*

Antwort: Aber natürlich, kann man da nur sagen! Sex ist doch Körpersprache! Und wohl die ehrlichste und intimste die wir als Menschen kennen. Jedes Paar hat seine eigenen Richtlinien was den Sexualakt angeht, und es gibt viele, viele Praktiken wie der Sex ausgeübt werden kann – doch eines gehört immer dazu – die Kommunikation! Den Ausdruck den wir unserem

Partner durch unsere Ausstrahlung vermitteln ist *eine* Variante der Kommunikation, die *Körpersprache* die andere.

Diese Sprache zu erlernen ist nicht wirklich schwer und sie bringt Spaß – denn eine erfüllende Sexualität macht sich in allen anderen Bereichen des Lebens bemerkbar. Gelassenheit und eine gewisse Leichtigkeit überkommt den ausgeglichenen Menschen und ist man ausgeglichen fällt es einem auch nicht schwer mit seinem Partner einen intensiven Austausch an Körperflüssigkeiten zu pflegen.

Kennen Sie das Lexikon der Erotik: Nein
Dann finden Sie in diesem Ratgeber in loser Folge immer mal wieder ein paar Auszüge daraus – lassen Sie sich überraschen!

Lexikon der Erotik (Teil 1)

a2m   (Anal to Mouth – Anal zum Mund)
Der Penis oder ein Dildo wird direkt aus dem After in den Mund genommen.

AC/DC
Bisexuell

AFF – Anal-Faust-Fick

Anal-Fisting. SIE oder ER schiebt dem Sex-Partner die Faust anal ein.

AHF – Achsel-Höhlen-Fick
Der Mann reibt seinen Penis zwischen dem Oberkörper und dem daran eng anliegenden Oberarm der Partnerin.

Das sollte erst einmal genügen, um Ihnen einen Überblick darüber zu verschaffen, was alles möglich ist, währenddessen wir in unseren Betten überlegen, was wir als Nächstes ausprobieren können, oder wir die altbewährte und immer noch recht angesagte Missionarsstellung als den Heilsbringer schlechthin benennen.

Frage: *Die Harmoniefalle – wie Brüderchen und Schwesterchen*

Zu viel Vertrautheit – gibt es das überhaupt?, fragte mich eine Dame der ich folgende Antwort gab:

Antwort: Ja die gibt durchaus, nämlich immer dann, wenn wir über einen langen Zeitraum zusammenhocken. Ein Paar das alles gemeinsam unternimmt – vom gemeinsamen Kinobesuch über den obligatorischen sonntäglichen Waldspaziergang bis hin zu einem langweiligen Diskussionsabend in der Volkshochschule gerät in diese Harmoniefalle – oftmals unbeabsichtigt doch Achtung! Das kann schwerwiegende Folgen für die Sexualität haben, denn wir sind auf dem besten

Weg eine Art Geschwisterverhältnis zu entwickeln. Je öfter wir wie die Glucken zusammensitzen, können Mann/Frau sich nicht recht fallen lassen – ein wenig Luft zum Atmen braucht jemand, auch wenn Sie es jetzt noch nicht glauben können oder wollen.

Verabschieden Sie sich von zu viel Harmonie. Diese besteht aus Kompromissen und manche davon sind oftmals wenig sinnvoll. Vertrauen wäre durchaus ein Schritt in die richtige Richtung, Selbstbewusstsein ebenfalls.

Mal ehrlich. Wer braucht schon diese Harmoniefalle, die schneller zuschnappt, als man denkt – Montag Sport, Dienstag und Mittwoch Kultur, Donnerstag Wandern und Freitag Sex – weil eben Freitag ist. Ohne Lust, ohne Leidenschaft – und ohne die nötige Würze und den nötigen Pep.

Das muss doch nicht sein! Selbst wenn man meint, ohne den anderen nicht sein zu können, so ist es von extremer Wichtigkeit die ausgetretenen Pfade endlich zu verlassen und sich auf die Pirsch zu begeben – sprich neue Pfade zu betreten. Das wäre im Sinne einer Auffrischung des sexuellen Lustgefühls durchaus wünschenswert, denn allein dadurch werden Sie bemerken wie ›vermottet‹ ihre so genannte Beziehung ist oder war.

Sprechen Sie mit Ihrem Partner über dieses Thema und kurbeln Sie den Turbo an! Definieren Sie Ihre Wünsche an Ihren Partner klar und deutlich. Toben Sie sich einmal selbst aus! Bummeln Sie durch die Stadt, besuchen Sie einmal etwas anderes als nur Museen oder Vernissagen. Der Dinge gibt es doch nun wirklich viele. Sie werden neue Anregungen bekommen und der Funke wird auch auf ihren Partner überspringen, sodass das Brüderlein das Schwesterlein alsbald wieder als seine Geliebte wahrnimmt!

Frage: Wie kurbelt man die Fantasie des Mannes an – unsere Ehe ist derzeitig nicht sehr lustvoll.

Antwort: Eine Freundin riet mir, einfach einmal mein Höschen fortzulassen damit ich mich selbst fühlen konnte. Soll heißen, ich würde einen Tag ohne Unterwäsche herumlaufen um wieder ein Gefühl für mich zu bekommen - richtig verrucht sollte ich mich fühlen.

Das dies nur einer von vielen Tipps und Tricks ist, versteht sich von selbst.

Wenn es bei Paaren kriselt, ist oftmals mehr im Spiel als schlechter Sex, deshalb erst einmal reden und dann handeln.

Es gibt tolle Locations in denen Sie wieder auf Touren kommen, zum Beispiel eine tolle Burlesque-Show oder ein Table-Dance-Lokal, welches oftmals die Fantasie recht schnell ankurbelt. Auch gut gemachte Travestie-Shows sind empfehlenswert, weil sie viel Stoff für Fantasie lassen – Fantasie ist alles und nichts und gerade in der Sexualität eigentlich kaum wegzudenken.

Schließen Sie doch einfach einmal die Augen und versuchen Sie aus dem gerade gesehenen ihren eigenen, ganz exklusiven Film zu drehen. Zum einen wirkt es sicher sehr anregend, zum anderen haben Sie ein wunderbares Rollenspiel geschaffen, welches Sie zu Hause unbedingt weiter*spinnen* sollten. Dadurch erzielen Sie schon einmal eine andere Sichtweise auf die Dinge – und bitte öffnen Sie ihre Schublade der Fantasie – ja, genau die, die sie solange nicht beachtet haben – und lüften Sie Ihr Gehirn. Sie werden sehen, es funktioniert!

Ihre Sexfantasien werden sie nicht im Stich lassen. Ich denke – das bekommen Sie locker hin. Denken Sie immer wieder daran – dieser Mann/diese Frau ist Ihnen nicht unbekannt – Sie haben sich einmal geliebt.

Lexikon der Erotik (Teil 2)

BBB (Bart, Bauch, Brille)

Jeweils in den Variationen ›kein BBB‹ oder ›BBB ok‹. Er oder sie drückt damit aus, ob Interesse an einem Mann bestimmten Typus besteht. Okay, muss man jetzt nicht mögen!

BBBJ   (Bare Blank BlowJob)

Sie oder Er beschränkt sich auf Lutschen.

BBW   Big breasted woman

Sie mit besonders großen Brüsten (›Rubensfrau‹)

(Wow, da steht schon was, allein vom Lesen!)

BFF Bauch-Falten-Fick

Er reibt seinen Penis über den Bauch des Sexpartners.

Auch lecker! Sie sehen, es gibt vielfältige Spielarten der Liebe, und dies ist nur ein ganz geringer Teil dessen, was der Markt so hergibt. Stöbern Sie doch einfach einmal zu zweit oder allein durch einen gut sortieren Sex-Shop, die Zeiten, welche diese einen so genannten ›Schmuddel-Charakter‹ hatten, sind Gott sei Dank schon lange vorbei. Hier stoßen Sie garantiert auf irgendetwas, was sie antörnt! Ich selbst mag diese Shops zum Beispiel wesentlich lieber als das anonyme Internet, wo ich noch nicht einmal fragen kann, wie das Teil überhaupt funktioniert. Also, nur Mut!

Frage: *Kann ein Dirty talk helfen, neuen Schwung in die Liebe zu bringen?*

Antwort: Aber so was von! Es ist ja nicht nur der Dirty talk an sich der oftmals neuen Schwung in die Liebe und Sexualität hineinbringt. Allein die Tatsache, dass man ausspricht was man vielleicht denkt, es aber nie zu sagen wagte, macht ihn/sie scharf.

Übrigens: Ob Sie es glauben oder nicht: Gemeinsam dabei zu masturbieren, und sich gegenseitig ›anzupeitschen‹ ist genial und kommt besonders bei Frauen gut an.

Männer sind eher schlicht gestrickt, lassen sich aber auch gern einmal überraschen, und stehen deshalb dem was *frau* ihnen versucht zu vermitteln, nicht selten äußerst positiv gegenüber. Nur von selbst käme er halt nicht auf die Idee.

Exkurs

Was waren dass doch noch für herrliche Zeiten, als man in früheren Zeiten ganz einfach die Röcke hob und *Mann* wusste sofort, was Sache war. Zu Beginn des neunzehnten Jahrhunderts war es durchaus Gang und Gäbe sich so einen schnellen Genuss zu verschaffen, welchen man heute Quickie nennt.

Doch schon zu damaliger Zeit wusste man sehr wohl damit umzugehen – und – meine Herren – man musste nicht unbedingt auf Sixpacks, Dress-Code etc. achten. Nein, da die Menschen einfacher gestrickt waren, nahm die Magd, verspürte sie einen Drang in sich, der dringend gestillt werden musste, die Männer auch in verschwitztem Hemd und angeschmutzter Hose. Da sage noch einer etwas gegen die gute alte Zeit.

Vom Standpunkt der Jäger und Sammler aus betrachtet weicht dieser Exkurs gar nicht so weit von der heutigen Realität ab – schauen Sie sich nur mal diskret um. Wie viele Männer sehen Sie, die jetzt, gerade jetzt Frauen auf ihr Röckchen schauen, ihnen vielleicht schöne Augen machen oder auf ein echt scharfes Exemplar schauen. Welche Fantasie mag da wohl gerade im Entstehen begriffen sein?

Frage: *Tantra – wäre das etwas für uns?*

Antwort: Tantra ist auf jeden Fall eine intensive Erfahrung für Paare. Doch klären wir erst einmal den Begriff selbst: Beim Tantra geht es um kosmische Energie, die in den zwei Liebenden, welche sich verloren haben, wieder ein Gleichgewicht erzielen soll – der Flow wird wieder hergestellt und der Fluss des Lebens wieder hergestellt.

Man muss nicht unbedingt daran glauben, es wirkt auch so. Doch um dieser Unlust die gerade bei Ihnen herrscht, auf die Sprünge zu kommen, kann das Tantra durchaus nützlich sein. Die verschiedenen Stellungen die dazu gehören, stimulieren zudem Körper und Geist und verschmelzen miteinander zu inniger Harmonie und sexueller Lust.

Die tantrische Lehre der Liebe bezieht Verletzungen und Missverständnisse beider Partner mit in die Lehre dessen hinein und so werden parallel zu der ›Auffrischung der Sexualität‹ gleichzeitig die diversen Störfaktoren – Unlust, Unwille über gewisse Dinge zu reden, Depression etc.) aufgegriffen, jedoch auch Wünsche, Sehnsüchte und Liebesbezeigungen, die von dem Partner nicht wahrgenommen werden.

Tantra ist ein Prozess, doch ein wirklicher guter Prozess um letztendlich ein wirklich gutes Remake der einst so lustvollen Beziehung entstehen zu lassen. Probieren Sie es für sich auch. Es gibt sogar in der Volkshochschule Kurse, die Tantra anbieten und diese sollen sehr schnell ausgebucht sein. Man wird wissen warum.

Wir müssen einfach lernen uns zu öffnen, uns zu vertrauen und unser Selbst zu akzeptieren! Wir sind so, wie wir sind – es gibt keine Alternative dazu, verstehen wir das erst einmal, so wird auch unser Sexualleben um einiges leichter, kostbarer und schöner werden.

Lexikon der Erotik (Teil 3)

Wieder einmal kommen wir zu unserem Erotik-Lexikon, aus welchem ich wieder feine Begriffe für Sie ausgewählt, die Sie vielleicht noch nicht kannten.

CBT Cock & Balls-Torture

Schwanz- und Eier-Folter. Spezialbehandlung für Ihn.

DW. DWT Damenwäscheträger (homo- oder hetero)

Das Tragen von Wäsche ist erwünscht und fester Bestandteil beim Sex-Spiel.

DT Deepthroat

Sie oder Er schluckt den Penis tief – im Idealfall berühren die Lippen das Becken des Mannes.

Wow! Da kommt doch Stimmung auf, und damit diese nicht gleich wieder vergeht, hier noch ein Tipp: *3-D-Blowjob:*

Wenn Sie Ihren Mund um seinen Schaft legen, bewegen Sie sich nicht auf und ab, sondern mit einer Kopfdrehung zur Seite, so als ob Ihre Zunge einem Kreisel folgt. Lassen Sie Ihre Zunge oben an der Eichel an seinem Bändchen rechts und links hin und her zucken. Vergessen Sie später nicht, den Knoten wieder zu entwirren! *Thrill!*

Übrigens: Bewahren Sie ruhig dieses Büchlein in Ihrem Nachtschränkchen auf. Man weiß schließlich nie was an manchen Abenden so alles ansteht, und kleine Anregungen sind doch immer willkommen, will man ein ausgefülltes

Sexualleben genießen, in welchem es niemals langweilig wird – und vor allem – in welchem Offenheit die Regel ist! Spielen Sie mit Ihrem Partner, er wird es Ihnen danken.

Frage: Ich bin seit einigen Jahren verheiratet und gönne mir relativ selten einmal etwas für mich selbst? Ich vermisse das – was wäre Ihr Rat!

Antwort: »Haben Sie Schuldgefühle?«, würde ich Sie als Erstes fragen. Als Zweites, ob Sie eine miese Kindheit hatten, in welchem Schuldgefühle an der Tagesordnung waren, denn diese Schuldgefühle sind die Beziehungskiller Nummer eins – und genau da hinein fließt diese Angst des ›Sich-Nicht-Gönnen-Könnens‹ beziehungsweise nicht wollens. Sie haben Angst, vor was? Was ist passiert, dass Sie sich so sehr selbst hassen, dass Sie sich verwehren sich selbst etwas zu gönnen?

Ja, Sie haben richtig gelesen – das Zauberwort heißt hier *Selbstliebe*, sich selbst zu lieben ist oberste Priorität zu diesem Manko was Sie umtreibt und dadurch leidet auch Ihre Ehe – wer sich nichts gönnt, fühlt sich nicht angenommen, weder in sexueller Hinsicht, schlimmstenfalls kommt die Phase des ›Versklavtseins‹ auf. Doch allein können sich aus dieser Sichtweise herauskatapultieren, indem Sie beginnen sich selbst zu lieben und anzunehmen! Sie müssen lernen, ich bin ein Mensch, der es Wert ist, mir selbst etwas Gutes zu tun, bevor ich mich auf andere konzentrieren kann. Ich kann nicht immer nur funktionieren – und das muss ich auch nicht! Und das können nur Sie allein für sich selbst erwirken. Sie sind stark, sie sind eine gute Partnerin ihres Mannes, sie haben guten Sex – doch tun Sie auch etwas für sich.

All das muss durchaus nicht viel kosten, ein Schaumbad, welches Sie sich vielleicht lange verweigert haben, da Sie sich nicht für Wert erachteten, auch einmal auszuspannen, kann schon ganz neue Sichtweisen in Ihnen hervorrufen. Wäre es nicht wunderbar, jetzt noch ein wenig Entspannungsmusik zu genießen oder ein gutes Buch zu lesen – vielleicht ein locker leichtes Buch über die Liebe.

Ein Besuch bei einer Kosmetikerin erfrischt nicht nur ihre Haut, sondern hält höchstwahrscheinlich auch die Liebe frisch. Fühlt sich eine Frau begehrenswert und schön, klappt es doch gleich besser mit dem feuerspuckenden Drachen in Ihnen – oder sollte ich da so falsch liegen (denken Sie an die Selbstliebe!).

Es ist eine Sache sich aufzuopfern, die andere Sache ist die – was ich Ihnen beizubringen versuche. Man muss sich ab und an etwas gönnen, explizit für sich – hierdurch wird ihr Selbstwertgefühl gestärkt und ihr Selbstbewusstsein angeschubst, sodass Sie sich wieder angenommen fühlen. Was all dies mit einem Sexratgeber zu tun hat?

Das kann ich Ihnen sagen!

Solange Sie nicht in der Lage ist, sich selbst so anzunehmen, wie sie sind, sich keine Auszeiten gönnen, sich nicht selbst lieben können, wie bitte schön, wollen Sie Ihren Partner dann sexuell eine liebende Partnerin sein? Verhält es sich da nicht eher wie Dom zu Sklavin? Sie sollten sich das nicht antun? Ich denke nicht, dass ihr Partner über Ihren Gefühlszustand Bescheid weiß, deshalb reden Sie mit ihm darüber. Sie wollen doch nicht ein Leben lang auf ein Miteinander verzichten, nur weil Sie sich verlaufen haben. Glauben Sie mir, es gibt immer einen Weg, der Sie ans Ziel bringt, egal wie viel Stolpersteine dort liegen mögen.

Versuchen Sie einmal Folgendes: Schließen Sie Ihre Augen und stellen Sie sich einen hochpreisigen Wellness-Tempel vor, wo Ihnen jeder Wunsch von den Lippen abgelesen wird. Bäder jeglicher Coleur, jegliche Form von Massagen, Gesichtspackungen, Fußpflege und vieles mehr … wie würden Sie sich danach fühlen? Ich nehme mal an, sehr entspannt, sehr begehrenswert und vielleicht scharf wie eine

Rasierklinge? Weil Sie entspannt sind und sich begehrenswert fühlen?

Sollten Sie diese Frage mit Ja beantworten, so tun Sie sich diesen Gefallen! Wozu gibt es Gutscheine, welche man sich zu Festtagen, zu Geburtstagen, zu Hochzeitstagen schenken lassen kann? Wählen Sie einfach Ihr Wellness-Paradies aus; unterrichten Sie Ihre Familie, Freunde oder sonstigen Angehörigen darüber und sammeln Sie diese Gutscheine, bis dass Sie sich diesen Luxus leisten können! Und dann nichts wie rein in das Vergnügen, und danach einen heißen Quickie mit ihrem Angetrauten, sie spüren vielleicht noch das herrlich duftende Öl auf ihrer Haut, welche diese wunderbar zart werden ließ. Und ihr Mann hält sie für die begehrenswerteste Frau der Welt. Ist diese Vorstellung nicht wunderschön.

Ich denke, wir alle brauchen irgendwann einmal so eine Auszeit damit wir (die Liebe einbezogen) wieder zu uns selbst finden können, aber auch unsere selbstgesteckten Werte erneuern! Unser Sexualleben sollte es uns wert sein!

Frage: *Meine Frau befriedigt sich hin und wieder selbst – warum? Wir haben doch geilen Sex?*

Antwort: Aber ja! Was gibt es Schöneres auf der Welt als sich selbst zu stimulieren – ausgenommen von einem echt heißen Sexabenteuer! Und selbst davor ein kleines bisschen die Klitoris reizen – warum nicht?

Es verhält sich doch in den meisten Fällen wie folgt: Viele Männer finden einfach nicht das Lustzentrum der Frau. Viele weibliche Wesen haben es mittlerweile aufgegeben ihren Männern einen Orgasmus vorzuspielen – was ich gut finde – es war eh ein Spiel auf Zeit, auf der anderen Seite mag ich es nicht, einem geliebten Menschen etwas vorzuspielen – doch Ehrlichkeit hat seinen Preis –

oftmals bleiben nun die Frauen auf der Strecke und legen nach dem eigentlichen Sexualakt noch einmal Hand an sich selbst, weil sie zu keinem Orgasmus gekommen sind. Nur sie selbst wissen hundertprozentig wo sie ansetzen müssen, welches ›Knöpfchen‹ gedrückt werden muss, um sogar multiple Orgasmen erzeugen zu können, und seien Sie versichert – sollte das passieren, nie war ihre Frau ausgeglichener. Lassen Sie sie mit sich spielen, letztendlich profitieren Sie davon.

Was für *frau* gilt, gilt übrigens in gleichem Maße für die männliche Leserschaft dieses kleinen Ratgebers. Männer träumen davon, sich selbst zu befriedigen, schließen ihre Augen und wilde Fantasien steigen in ihnen auf. Ihre Hand umschließt den Schaft, immer schneller fährt die Hand hinauf und hinunter, und somit dauert es gar nicht lang und auch er strebt einem Höhepunkt entgegen, den er selbst verursacht hat.

Wir sollten dies alles nicht so verkniffen sehen. Warum nicht einmal zusammen masturbieren, und danach ein geiler Fick. Was spricht dagegen? Sie werden sehr schnell bemerken, dass ihnen sehr viel Druck genommen worden ist, wenn sie sich selbst befriedigt haben.

Machen wir uns doch nichts vor! Wir selbst wissen doch am besten wie es geht – oder etwa nicht? Der Partner kann nichts dafür, wenn er nicht das richtige Knöpfchen drückt oder ihn zu hart rannimmt – allein wir selbst kennen uns so gut, dass wir genau wissen, wir unsere Vagina und unser Penis verwöhnt werden möchte.

Jahrelang war diese Masturbation sogar regelrecht verteufelt, man verabscheute Menschen, die selbst Hand an sich legten, zumal, wenn diese Partner hatten die sie hinterher noch mit einem genialen Sexualakt verwöhnten. Momentaufnahmen, die heute keine Gültigkeit mehr besitzen. Gott sei Dank möchte man rufen, denn einer Frauenzeitschrift zufolge masturbieren gelegentlich fast achtzig Prozent der Bevölkerung – dazu muss ich, so glaube ich jedenfalls nichts mehr sagen.

Es ist also salonfähig geworden, diese Art der unterstützenden Modifikation. Nein, es ist schon gut so, wie es heute es. Die Sexualität ist viel freier geworden, sie beinhaltet nicht nur den Beischlaf sondern so vieles mehr, und auch mir Menschen entziehen uns nicht sofort irgendwelchen diffusen Sexpraktiken, sondern haben Spaß daran, auch einmal etwas Neues auszuprobieren, als die gute, alte Missionarsstellung. Was war das noch gleich?

Wenn wir zum Abschluss der Frage, die dahin abspielte warum Frau aber auch Mann gern Selbstbefriedigung betreiben, so muss man geschlechterspezifisch vorgehen.

Frauen träumen in so einem Fall nicht so sehr von einem Mann, der Testosteron gesteuert sie bespringt wie ein wilder Stier – oh nein, sie forcieren eher diese Form: Entspannung vor dem eigentlichen Sexualakt. Währenddessen der Mann durchaus schon einmal ein heißes Girlie vor sich sieht oder man blättert in lustvollen Magazinen, die es bisweilen nur noch an Tankstellen zu kaufen gibt. Auch ein, wenn auch verschmerzbarer Verlust unseres, ach so gepriesenen Internets.

Was waren das doch noch für lustvolle Wochenenden, als der Mann Rede und Antwort stehen musste, warum er sich so etwas antat, und abends gab die Frau dann doch nach und man hatte den Sex seines Lebens. Optische Reize sind durchaus legitim und werden oftmals sogar unterschätzt.

Eines jedoch sollte man bedenken: Selbstbefriedigung an sich kann unglaublich beglückend sein, doch es ist kein Allheilmittel für eine eingefahrene Ehe! Es ist, nennen wir es Beilage zu dem eigentlichen Akt der Liebe. Das sollten wir niemals vergessen!

Frage: *Früher war alles so normal, so einfach – heute ist alles so eingefahren.*

Antwort: Das ist in der Tat eine Sache, die ich so nicht stehen lassen kann. Alles ist Veränderung. Arbeit. Das Leben. Sex. Auch die Ehe ist Veränderung der unterlegen, auch diese läuft irgendwann routinemäßig ab, vergisst man, an dieser zu arbeiten.

Denn nichts anderes ist eine Partnerschaft und eine Ehe. Arbeit, Arbeit, Arbeit. Ansonsten läuft sie auch dem Ruder und irgendwann ist die Luft raus. Partnerschaft und Ehe befruchten sich doch durch Zuneigung und Liebe. Zueinander stehen und miteinander eine Zeit der intensiven Liebe und der Nähe zu verbringen. So sollte es sich zumindest verhalten. Jungverliebte gehen selbstverständlich ganz anders mit Sex, Nähe und Liebe um als altvertraute, vielleicht bereits über zwanzig Jahre verheiratete Eheleute. Das muss allerdings nun nicht heißen, dass man sich in Opas Lehnstuhl setzt und gar nichts mehr für die Partnerschaft tut. Dann können Sie dieses Buch getrost zur Seite legen.

Das muss doch nicht sein. Es gibt so viele Paare, die gehen gerade weil sie längere Zeit zusammen sind, in Swingerklubs um sich Anregungen zu holen. Sie gehen auf Vergnügungsmeilen um ihr Kopfkino anzukurbeln, oder auch in Variétes, wo oftmals ein recht schlüpfriges Programm geboten wird, welches ebenfalls das Kopfkino in Wallung bringt. Man muss nur wollen, von allein kommen diese Ideen nicht – gemeinsam ausarbeiten oder Vorschläge unterbreiten, gehört schon dazu – und zwischendurch vielleicht einmal ein richtiger guter Porno, der sowohl Frau als auch Mann anspricht. Hier bietet der Markt mittlerweile sehr viele Varianten.

Nehmen wir doch einmal den Diskurs auf: Vieles ist in den Jahren der Ehe geschaffen worden. Vielleicht ein Eigenheim, eine gute Lebensqualität, Kinder sind dazugekommen – doch die Liebe beziehungsweise Zuneigung ist dabei auf der Strecke geblieben. Alles ganz natürlich, kein Grund zur Panik!

So vieles kann man wieder begradigen, indem man beispielsweise obige Tipps beherzigt, und bitte keine Scheu – auch ab vierzig kann man noch massenhaft sündigen Sex praktizieren, nehmen wir als glorreiches Beispiel Ruth Westheimer, die meint, ohne Sex könne Sie sich ihr Leben nicht vorstellen, und Dr. Ruth ist bereits sehr alt. Beneidenswert so eine Lebenseinstellung!

Doch auch Normalbürger müssen sich ja nicht verweigern – nur zu, bringen Sie neuen Schwung in die eingefahrene Ehe! Einmal Blut geleckt, ist dies oftmals der Beginn einer neu entfachten Leidenschaft *Get it one!*

Lexikon der Erotik (Teil 4)

FF   (Faustfick)

Er oder Sie führt seine Faust vaginal oder anal in den Partner ein. Die Variante vaginal ist zu bevorzugen.

Flag Flagellieren

Ein bisschen hauen. Meist sind damit leichte Klapser auf das Hinterteil des Partners gemeint – also alles ziemlich harmlos.

FO französisch ohne

Schwanzlutschen ohne Kondom.

FS Face Sitting

Die Frau sitzt auf dem Gesicht des Sex-Partners.

FT französisch total

Schwanzlutschen ohne Kondom aber mit Spermaschlucken.

Ja, da waren Sie wieder, die Tipps aus meinem Erotik-Lexikon. Mal ehrlich, hätten Sie alle Begriffe gewusst?

Herzlichen Glückwunsch. Sie sind ja ein wahrer Sex-Experte.

Ich musste diese, zum Teil sehr diffizilen Begriffe mühselig recherchieren, und ehrlicherweise gebe ich zu: Ja, es war anregend.

Wir wollen uns nun in einem Exkurs begeben, der das Thema Stress bespricht. Da Stress der Lustkiller Nummer 1 ist, finde ich, auch das gehört zu einem modernen Sexualratgeber.

Frage: *Ist Stress wirklich der Lustkiller Nr. 1*

Antwort: Würde ich hier jetzt einen platten Ratgeber schreiben, so würde ich antworten: *Ja, natürlich ist er das.* Doch da ich zu erklären versuche, warum das so ist, merken wir süffisant an, wir schreiben hier einen Ratgeber mit Tiefgang, also beginnen wir einmal, Stress zu erklären.

Stress entsteht immer dann, wenn Folgendes passiert. Überforderung, Wut, Hass auf bestimmte Personen, Depression sowie ein hohes Maß an Abgespanntheit (Burnout).

Viel Arbeit – kein Sex! So kann man am besten titulieren. Das gilt sowohl für den Mann als auch für die Frau. Niemand kann sich entspannen oder das Kopfkino ausschalten, kommt man abgespannt nach Hause, oder hat einen Tag mit Kindererziehung verbracht. Beide Partner werden hier angesprochen um a) keinen der beiden zu benachteiligen und b) weil es beide zu gleichen Teilen betrifft.

Die Stressfalle schnappt gnadenlos zu – hat man sie einmal betreten, ist es, wie bei einer Falle üblich, schwer, wieder aus diesem Dilemma herauszufinden. Unsere moderne Arbeitswelt macht es dieser Stressfalle heute besonders leicht.

Da werden ›Hallo-Wach-Tabletten‹ zur Hilfe genommen, gefolgt von ›Schlaf- und Beruhigungsmitteln‹ damit man den Arbeitstag irgendwie die Stirn bieten kann. So oder so ähnlich haben es amerikanische Wissenschaftler herausgefunden und ich finde das schon sehr besorgniserregend.

Diffizile Jobs mit hohem Verantwortungsgrad steigern den Tablettenkonsum enorm. Viele Pillen, wenig Lust auf Sex. Wachmacher sowie auch Schlaftabletten hemmen die Sexlust oder sie unterdrücken diese ganz. Wir opfern uns für unsere Jobs auf und leben nur noch dafür in unserer Gesellschaft angesehen und beachtungswürdig zu erscheinen. Doch wo bleibt dabei der Mensch?

Falls Sie zu den Ausgebufften Leser/innen gehören, die jetzt meinen, man könne ja einfach seinen Arbeitsplatz wechseln. Stopp! So einfach geht das nicht, denn Sie haben vergessen, dass Sie damit das Grundproblem durchaus nicht bei der Wurzel packen, sondern es mitnehmen – und das bringt gar nicht.

Beginnen wir mit doch eher mit einem gesunden Maß an Selbstvertrauen, einem Selbstwertgefühl welches uns sagt: Bis hierher und nicht weiter! Und der Einsicht, dass es noch mehr gibt als – man verzeihe mir – die fette Kohle ranzuschaffen. Diese Einsicht sollte früher kommen, als das Ihnen ihr ausgelaugter Körper die rote Karte zeigt!

Das Hamsterrad, in welches wir hier geraten sind, wird sich nicht aufhören zu drehen, halten wir es nicht selbst an. Wir wollen und müssen in dieser Zeit in welcher wir leben funktionieren?

Doch wie weit darf dieser Mechanismus in unser Privatleben hineinfließen. Es hat etwas mit Würde und Selbstliebe zu tun – wenn wir sagen – nein! Ich bin nicht jederzeit für den Chef erreichbar, ja, ich habe noch ein eigenes Leben und ich habe noch Spaß am Sex.

Wir können dieses Karussell, welches wir Leben nennen, nur eine neue Wendung geben, indem wir uns von Grund auf neu positionieren – und nur dann funktioniert es. Vergessen Sie Tipps und Tricks wie Arbeitsplatzwechsel u. ä. – wir müssen von Grund auf erkennen, dass wir irgendwo einmal links abgebogen sind, wo wir rechts hätten abbiegen müssen.

Deshalb sollten wir als Erstes überlegen, warum lasse ich mich so vor den Stresskarren spannen? Habe ich das herausgefunden, was eine Zeitlang dauern wird und einige weitere Ratgeber später, der Fall sein wird, so kommen wir automatisch zum Entspannungsfaktor Sex. Denn Sex ist dazu da, zu entspannen, den Druck von uns zu nehmen um wieder mit uns im Einklang zu sein.

Doch wir wollen in der heutigen Zeit funktionieren, damit wir unser Leistungsfähnchen bekommen, egal, ob die andere ›Fahne‹ nur auf Halbmast weht (wir verstehen uns!), und die Ehefrau ihre Klitoris mit Gleitgel gefügig macht. Sie werden bemerken, dass ich hier ein sehr heißes Eisen anfasse, doch es ist doch so: Wir können doch nicht bis zur Selbstaufgabe unserem Beruf nachgehen, alles Weitere aus unserem Blickfeld herauskatapultieren.

Ich möchte jetzt unbedingt unser Sexualleben an erster Stelle der Skala der To-do-Liste stellen, doch wie wichtig ein ausgeglichenes und erfülltes Sexualleben ist, brauche ich dem geneigten Leser/in auch nicht zu erzählen.

Ein bisschen Spaß in unser stressigen Welt, ein bisschen Freude und Liebe, dass ist doch das, was hier gewünscht wird. Wir müssen Druck ablassen, ansonsten werden wir irgendwann über Herzerkrankungen und Magengeschwüre stolpern.

Stolpersteine nenne ich so etwas, und diese gilt es aus dem Weg zu räumen. Egal ob es sich um Sex oder um ein ausgefülltes Familienleben handelt – das eine geht oftmals nicht ohne das andere.

Warum ich diesen Diskurs in einen Sexualratgeber einflechte: Schauen Sie, sie erwarten hier vielleicht Spaß an der Freude, dazu kommen wir auch noch – doch es gibt dieser Ratgeber so viele, dass ich der Meinung bin, ein Ratgeber mit etwas Tiefgang wäre einmal angebracht.

Schließen Sie jetzt bitte einmal die Augen, und ihr Partner/ihre Partnerin wird ihnen folgenden Abschnitt vorlesen:

Denken Sie jetzt daran, wie es einmal war – zwischen Ihnen – als sie ihre Frau/Mann in den siebten Himmel hoben, sich bis zur Erschöpfung liebten, die Vagina ihrer Frau zärtlich streichelten und liebkosten, und da sie diese immer mit der Form einer Orchidee verglichen, wimmelte es in ihrem Haus nur so von diesen überaus ästhetischen Blumen.

Nun wieder im Hier und Jetzt angekommen werden Sie sicherlich laut Aufstöhnen ob der imaginären Bilder, die da in sie aufgestiegen sind. Warum diese nicht wieder aufleben lassen.

Versuchen Sie folgenden Trick: Erregen Sie sich mit Fingerspielen – ja, genau – die guten alten Fingerspiele (anal sowie rektal), sind immer noch *in* und eröffnen sie so ihren ersten anregenden Abend seit Wochen. Bemerken Sie die Wandlung, die in Ihnen vorgeht. Sie freuen sich darauf! Ist das nicht wunderschön, Freude zu empfinden, anstatt immer nur zu funktionieren.

Viel Spaß bei einem anregenden Abend!

Übrigens: *75 Prozent der Männer sind der Meinung, dass unser Wohlstandsstaat der Sexualität und der Liebe nachhaltig schadet, bei Frauen ist dieser Wert noch um einiges höher.*

Da Liebe bekanntlich auch durch den Magen geht, habe ich für Sie zwei Rezepte ausgewählt, die Lust auf mehr machen:

Höhepunkt auf Französisch: Man nehme 20 ml Sambuca, diesen gieße man mit 20 ml Baileys auf. Und dann nichts wie runter damit. Funkt sofort im Gehirn, und die Party kann starten!

Orangen: Die feine Säure dieser Frucht ist gerade ausgeprägt genug um sie vielfältig einzusetzen. Bei einem frischen Sommerkuss wenn sie erst an einem Schnitz saugen, bevor sie Küsse verteilen, Sie können aber auch seinen Nabel mit dem Saft der Orange füllen und ihn mit kreisenden Zungenstrichen verteilen; als Höhepunkt empfehle ich: legen Sie Orangensplitter auf seinen Schwanz und saugen sie daran. Hm, lecker.

Schnabulieren hat schon immer zu der Lust am Sex gehört, so wie Schokoladenüberguss zu einem leckeren Kuchen. Nichts ist so vielfältig wie das, was man beim Sex alles verwenden kann, entweder zur Lustgewinnung oder einfach nur zum

Spaß. Da wären zum Beispiel die Pumpsprayflaschen mit stillem Wasser welche man so herrlich auf seinem/ihrem Körper verteilen kann – die Shirts werden leicht durchsichtig und die kleinen zarten Nippel blitzen keck hervor. Das erhitzt nicht nur das Gemüt!

Sie merken schon: Sex und Genuss, welcher durch den Magen geht, sind sich sehr ähnlich. Vernasche ich ein leckeres Eis, so werden vielleicht mit diesem Eis auch andere Assoziationen in mir geweckt, handelt es sich dann noch um ein Eis am Stiel – nun? Ihrer Fantasie sind jetzt keine Grenzen gesetzt?

Liebe geht durch den Magen – Sex durch den Kopf.

Nun wir können uns natürlich den Bauch mit Sylter Austern füllen, die übrigens überaus delikat schmecken und denen man eine aphrodisierende Wirkung nachsagt. Wir können aber auch ›Spanische Fliege‹ in uns hin einträufeln, all das wird erst wirken, wenn wir dazu bereit sind.

Soll ich Ihnen einmal etwas verraten?

Sex ist die Kunst, sich so darzustellen, wie wir es für richtig halten. In unseren Gedanken frei, kann uns niemand vorschreiben, was wir zu tun und zu lassen haben!

Ob wir nun unsere Partnerin kraftvoll und dominant penetrieren, ihm Natursekt zu trinken geben oder schlicht und ergreifend, nebeneinander liegen und uns gegenseitig dem Höhepunkt entgegen zu reiben – es geht keinen etwas an!

So vielfältig wie die Produkte dieser Sexmaschinerie sind, die uns immer wieder neue Spielzeuge ans Herz legt, so einfach ist es doch auch, unseren eigenen Weg zu gehen. Faszination hin oder her. Lieben wir den Sadomasochismus, nur zu! Das Auspeitschen oder vielleicht noch härtere Gangarten (was spricht dagegen!) nur, ein jeder Mensch sollte frei sein, sein Leben so zu leben wie er es möchte und sich nichts aufdrängen lassen. Steht er auf so genannten ›Barbie-Spiele‹, also ganz normale Liebesspiele mit ein paar

Spielzeugen, bitte schön! Langweilig? Warum! Es ist alles eine Frage der Auslegung.

Kann es nicht auch langweilig sein, Abend für Abend mit der Peitsche windelweich schlagen zu lassen, quälen zu lassen, nur weil man darauf steht! Wir sollten sexuelle Praktiken selbst erwählen, und uns diese nicht aufzwängen lassen, erst dann können wir wunderbar nachhaltigen Sex erleben.

Doch kommen wir nun zu meinem speziellen Erotik-Lexikon. Viel Spaß dabei:

Lexikon der Erotik (Teil 5)

GB   Gesichtsbesamung

Sie oder Er erlaubt ihm sein Sperma auf dem Gesicht zu verteilen. Manchmal auch in der Bedeutung von Gangbang – Gesichtsbesamung von mehreren Männern auf eine Frau. (Warum eigentlich nicht umgekehrt!).

GF6 GFX   Girlfriedsex

Bezeichnung für besonders intimen und freizügigen Sex – Sex wie mit der Freundin.

GS   Gruppensex

Brauche ich nicht zu erklären, oder?

HH   Hobbyhure

Sie drückt damit aus, dass sie gelegentlich Lust auf andere Männer hat. Meist um einen rasanten Fick zu genießen, den ihr der Partner nicht bieten kann. Oder gegen ein kleines Taschengeld. Dieses liegt meist unter dem Preis einer professionellen Hure. Der Reiz für Männer liegt darin, dass es oft die „Frau von Nebenan" ist und man nicht professionell abgefertigt wird.

HWG   Häufig wechselnder Geschlechtspartner

Muss ich nicht erklären – oder?

Ja, es gibt so einige Begriffe, die man noch nie gehört hat, und doch hat alles mit Sexualität zu tun, ist damit verwoben, und irgendwie lustig anzuhören. Vielleicht erfindet (oder ist es schon erfunden), jemand einmal ein lustiges Spielchen im Internet – eine glatte Alternative zu all den Ballerspielen, die dort ihr Unwesen treiben.

Weiter geht's mit der nächsten Frage:

Frage: *Wo hätten Sie es denn gern? Meine Frau mag keinen Outdoor-Sex!*

Antwort: Tja, da weiß die Gute nicht, was ihr entgeht, kann man eigentlich dazu nur sagen. Oftmals entwickeln wir eine gewisse Scham gegenüber dieser Variante, doch warum eigentlich. Frauen, und das hat mich wirklich überrascht, würden es am liebsten im Auto tun, knapp gefolgt von einer Flugzeugkabine! Nicht gerade Outdoor, aber auch nicht Indoor!

Im Schwimmbad oder auf öffentlichen Toiletten sagt *frau* gerne nein. Zum einen ist es nicht besonders kontrovers – öffentliche Toiletten gehen gar nicht, da kann der Druck noch so groß sein. Männer sind da leider nicht so wählerisch. Wenn der Druck zu stark wird, ist es ihnen egal, denn nicht wenige geben zu, es schon einmal genau dort getan zu haben.

Schwimmbad … auch nicht der Knaller, doch man höre und staune, im Kino, da geht was! Frau kann dem Mann wunderbar den Hosenschlitz öffnen, und das prachtvolle Stück dezent reiben, sodass es nicht weiter auffällt, wenn er einen

Orgasmus bekommt. Einfach ein Tempotaschentuch bereithalten und alles ist gut … Apropos Taschentuch … hat Sie auch schon einmal ein Mann gefragt, wenn Sie diesen mit der Hand befriedigt haben: »Ja, wo soll ich denn nun hin spritzen?«

Dann herzlich willkommen im Klub. Ich konnte das nicht glauben, denn es ist doch so einfach. A) Variante Taschentuch, gängige Praxis; b) Kondome wären da auch nicht schlecht und c) wie wäre es denn mit dem guten alten Trick das Sperma bei sich zu behalten? Auch eine gangbare Alternative. Oder ist es das so schwer, meine Herren!

Um noch einmal zu den verheimlichten Leidenschaften zu kommen? 90 Prozent der Männer gaben laut einer Umfrage zu, schon einmal einen Pornofilm angeschaut zu haben, dieser hätte sie erregt und sie hätten dabei masturbiert.

Nur vier Prozent der Männer gaben zu, noch nie so einen Streifen angesehen zu haben, und sage und schreibe dreiundneunzig Prozent der Frauen meinten, dass es sie erregt, wenn diese einen gut gemachten Pornostreifen anschauten. Tja meine Herren, die Frauenquote steigt auch in diesem Genre enorm an, nicht nur als Darstellerinnen.

Es ist keine Frage der Moral ob wir nun Pornos anschauen, uns zu der dunklen Seite des Sex (S/M) hingezogen fühlen, oder gar anderen Fetisch wie Netzstrumpfhosen oder vielleicht sogar Herren in Damenkleidern, Frauen in süßen Röckchen und Nanny-Bekleidung betrachten. All das ist legitim, wenn beide Partner dies so sehen – oder ein einzelner Part diese Lust ausleben möchte. Nur sprechen Sie vorher darüber und legen die Fakten genau klar, dann brauchen Sie später nichts zu erklären!

Swingerklubs sind derzeitig groß in Mode, und wie ich bereits erwähnte hat dies auch seine Berechtigung. Nicht nur, dass beide Partner sich dort unabhängig voneinander amüsieren können (nicht müssen), aber ein Großteil der Besucher sucht nicht das Fremdgehen an sich, sondern allein der Reiz dessen ist entscheidend. Viele Swingerklubs bieten verschiedene Genres an. So wird eigentlich überall ein Raum für gleichgeschlechtliche Paare angeboten, sowie eine Kammer für lustvolle S/M-Spiele (diese Kammer ist allerdings schalldicht und befindet sich überwiegend in den Katakomben der diversen Klubs). Es gibt sehr nette Zimmer mit Wasserbetten oder mit Glasböden. Hier kann geschaut, beschaut und gestaunt werden. Es wird für jeden etwas geboten.

Ich finde diese Klubs eine gute Alternative zu den doch recht teuren Location auf diversen Amüsiermeilen und ehrlicher sind sie noch dazu. Ich kann mich mit mehreren Partnern gleichzeitig amüsieren, es steht mir frei. Auf den

Amüsiermeilen gehe ich meistens doch nur in eine Location hinein, und wenn ich Pech habe ist diese nicht mein Geschmack. In Swingerklubs habe ich die Auswahl zwischen verschiedenen Räumlichkeiten, eine Bar steht immer zur Verfügung, sodass ich auch diverse Getränke zu mir nehmen kann, wenn ich es denn möchte – also alles in allem ... doch das muss jeder Leser/in für sich selbst entscheiden.

Hauptsache, es treibt einen die Lust zwischen die Beine.

Kommen wir nun noch einmal zu dem Frage-/Antwort-Part, welcher den Rahmen dieses Buches bildet. Man bemerkt erst wenn sich mit dieser Materie beschäftigt, wie viel Unsicherheit und Schweigen in unserer Gesellschaft mitschwingt, konfrontiert man diese mit dem Thema Sexualität.

Frage: *Gibt es so etwas wie eine eigene Liebesformel?*

Antwort: Ja, die gibt es. In der Esoterik spricht man dann von Emotion, Neugierde, aber auch Kommunikation. Ich bin dann so weit, dass ich mich nicht mehr klein mache gegenüber anderen, habe mich so weit entwickelt, dass ich mich frei äußern kann und auch keine Scheu habe, meinem Partner meine Wünsche offen zu legen. Allein das trifft auf mindestens die Hälfte der deutschen Bevölkerung zu!

Man könnte viele Worte zu dem Thema Liebesformel benutzen – sei wie du bist, breite den Mantel des Schweigens darüber, oder aber: Sag was du denkst! All das trifft es in etwa, es ist aber in erster Linie eine Gelassenheit und das Zulassen von Neuem, Ungewohntem, das Wissen, das nichts passiert was ich nicht will.

Die eigene Liebesformel auszuarbeiten nimmt sicherlich kostbare Zeit in Anspruch, doch wer einmal in diese Sphäre vorgedrungen ist, wird ein wunderbar entspanntes Sexualleben genießen dürfen. Hier überwiegt Wissen gegenüber Angst, Druck, Desinteresse und Unkenntnis und genau so sollte es eigentlich sein. Trotzdem gibt es immer noch einige Tipps, die man solchen ›Highlights‹ zukommen lassen möchte.

- *Bleib wie du bist.*
- *Gib niemals auf!*
- *Bleib deinem Weg treu.*
- *Bleibe immer du selbst, egal was da auch kommen mag.*
- *Gelassenheit, Zuversicht und Selbstvertrauen sind wichtige Fragmente in deinem Leben. Diese Themen werden dich aufrufen ein ausgeglichenes, entspanntes Sexualleben zu leben – dein Selbstwertgefühl wird dir deinen Weg zeigen.*

So viel zum Thema Liebesformel. Wohlgemerkt, jeder Mensch ist einzigartig und ein jeder reagiert anders auf diese Tipps und Tricks, um diese eventuell für sich in die Tat umzusetzen. Eines jedoch ist gewiss: Ist man nicht experimentierfreudig, wird manch ein Erlebnis nicht gelebt. Und ein bisschen Experimentierfreude schadet selten. Der Spaß kommt dann von ganz allein.

Frage: *Wieso wird eigentlich so viel über Sex gesprochen?*

Antwort: Weil offenbar in unserer, ach so, aufgeklärten Welt immer noch großer Bedarf daran besteht.

Die vielen Sexpraktiken, welche uns aufgebürdet werden, die vielen Bücher und Zeitschriften die es zu diesem Thema gibt, geschweige denn die unsäglichen Websites machen uns unruhig und wir werden nahezu verrückt, wenn wir nur ›billigen, einfachen Sex‹ haben, der uns (dürfen wir das überhaupt zugeben?) und tatsächlich noch Spaß bereitet, und uns tiefe Befriedigung schenkt.

Ist es denn wirklich so schlimm, wenn wir auf ›Blümchen-Sex‹ stehen? Keineswegs. Nur, geben wir dies zu, würden viele E-Books, Ratgeber und Sexpielzeuge auf Halde liegen. Auch das muss nicht sein, wendet man sich auch einmal an diese Klientel. Immer irreversibler, immer monströser werden diverse Sexpraktiken beschrieben, bis das wir irgendwann auch hier in einer Art Falle stecken, aus der wir nicht wieder herausfinden.

Sind wir nun nicht experimentierfreudig genug, oder was ist mit uns los – dass wir noch keine S/M-Kerze ausprobiert haben oder heißes Wachs auf unseren Körper haben laufen lassen, geschweige denn unsere Hoden mit einem Tacker beackern lassen.

Schwer vorstellbar, dass Filme à la *Geschichte der O*, *Emmanuelle* oder *Marquise de Sade* funktionierten. Wunderschön in Szene gesetzt, sehr wohl mit S/M-Szenen durchsetzt doch weitaus eleganter gelöst als die Billigproduktionen der heutigen Zeit.

In diesem dieser Streifen aus diesem Genre wird doch zumindest eine qualvolle Szene erwartet, vielleicht eine Szene mit Natursekt – der Fantasie sind doch hier überhaupt keine Grenzen mehr gesetzt und es geht weiter – am Anfang unter dem Ladentisch gehandelt, kommen heute ungeniert DVD's in den Handel die nicht mehr vor Kot und anderen ›Leckereien‹ Halt machen.

Bei aller Gnade – ist es da nicht oftmals besser, sich vorzustellen wenn ein Mann seine Frau intensiv streichelt, ihr zärtlich über die Unterlippe knabbert und sie mit geschlossenen Lippen an seinem Mund entlang hauchen. Und das möglichst noch in Slowmotion. Küssen gehört genauso zur Liebe und zum Sex dazu, wie der Akt an sich. Er bringt die Endorphine in Wallung und das Testosteron des Mannes stößt Jubelschreie aus – macht sich bereit für geilen Ritt mit seiner Frau. Wir müssen uns verdeutlichen, dass wir nicht jeden Trend dieser Industrie mitmachen müssen – egal wie dieser irgendwann einmal aussehen wird. Vielleicht schlafen wir ja in zehn Jahren nur noch mit Robotern, die genau wissen, was sie zu tun haben.

Meist reicht es doch vollends aus, wenige Spielsachen sein Eigen zu nennen, steht man auf normalen Sex: Dildo, Lustpeitsche, Warmwachs, eine Augenmaske, wunderschön gearbeitete Dessous, all das bekommen Sie bereits in dem Erotik-Shop ihrer Wahl – lassen Sie sich beraten und Sie werden bemerken, das schönste Gefühl ist immer noch, wenn die Zunge des Mannes das Geschlecht der Frau berührt und die Frau das Geschlecht des Mannes. Es benötigt keinen Riesenschwanz um der Frau Lust zuzufügen und mit einer Partnerin die offen und zugänglich für verschiedene Spiele ist wird es garantiert nie langweilig im Bett.

Frage: *Die Zähne ... mein Mann beschwert sich oftmals bei mir, dass ich, wenn ich ihn oral befriedige meine Zähne nicht im Zaum halten kann, und ihm wehtue ... dadurch verschwindet regelmäßig seine Erektion. Was kann ich tun?*

Antwort: Viel – und wenn man es sich recht überlegt ist es relativ einfach umzusetzen. Versetzen Sie sich doch nur einmal in Ihren Mann hinein, dann werden Sie feststellen, das sein wohlmeinender Protest nicht ganz aus der Luft gegriffen ist. Wenn Sie ihre kleinen Beißerchen immer wieder an seiner Haut reiben, dann verursacht dies Schmerzen, zumindest ein Unwohlsein. Und das lässt dann natürlich auch die Erektion verschwinden – und wer hat es schon es gern wenn die Fahne auf Halbmast weht – um es von der humoristischen Seite aus zu betrachten.

Doch Sie können etwas tun, damit dies nicht wieder passiert. Gehen Sie in den Supermarkt ihrer Wahl und kaufen Sie sich eine Schlangengurke (genau die, die langen!). In diesem Fall können Sie ruhig eine gewisse Dicke aufweisen, Sie werden gleich merken wieso. Zu Hause angekommen probieren Sie für sich Folgendes aus: Sie nehmen die Schlangengurke in ihren Mund und saugen und lecken daran – stellen Sie sich dazu den Penis ihres Mannes vor oder legen Sie eine stimulierende CD ein. Es ist wichtig, dass dieses Gefühl in sie übergeht, schließlich wollen Sie ja testen, ob auf der Gurke tatsächlich ihr Zahnabdruck zu sehen ist. Und tatsächlich … nehmen Sie die Gurke aus dem Mund ist ein Zahnabdruck erkennbar, und glauben Sie mir, das tut weh? Was also tun?

Erstens: Sie müssen den Mund weiter öffnen, den Mund zu einem O formen und dann probieren Sie das Prozedere noch einmal (mit der Gurke) aus – es sollte schon etwas einfach gehen (entspannen Sie sich!), und stellen Sie sich vor, wie Sie lustvoll an dem Penis Ihres Mannes saugen. Ja, so ist es gut – Sie selbst haben es in der Hand solange zu probieren, bis das keine Zahnabdrücke mehr auf der Gurke zu sehen sind. Dann haben Sie Ihre Technik entwickelt, welchem ihrem Mann ungeahnte Wonnen bereitet.

Zweitens: Diese Technik mit der Schlangengurke ist gar nicht so bekannt wie man es eigentlich annehmen sollte. Dabei liegen die Vorteile eigentlich bildlich vor uns. Sie ist in etwa so dick wie ein männlicher Penis (die größeren Exemplare lassen wir da mal beiseite!), insgesamt ist sie zum ›Üben‹ sehr schmackhaft und sie bietet durch die relativ robuste Haut ein gutes Übungsfeld. Also, fassen Sie sich ein Herz und besorgen Sie sich das *Mittel der Wahl*.

Übrigens: Schmeißen Sie die Gurke nach getaner Arbeit nicht weg. Sie passt wunderbar in ihre Vagina hinein, und wäre eine neue Dimension für Ihren Mann. Ein echter Hingucker, der das Sperma nur so tropfen lässt!

Dieser Ratgeber ist explizit für Paare gedacht, und deshalb kommen wir um ein Thema nicht herum, welches wir im vorderen Teil schon einmal kurz angesprochen haben: *Den Seitensprung.*

Nach einigen Jahren der explosiven Form der Liebe, des nicht voneinander lassen Könnens, schleicht sich nach einigen Jahren ein gewisser Schlendrian ein. Man achtet nicht mehr so sehr auf die Konkurrenz, wird nicht mehr so schnell eifersüchtig wenn er/sie einmal zum anderen Geschlecht herüberschielt. Spätestens dann sollte man etwas unternehmen, bevor es auch dafür zu spät ist.

Ein Seitensprung – oft favorisiert, dann entweder bereut oder gar nicht erst ausgeführt ist offenbar nicht so recht die Lösung. Mir erscheint eher die Grunderkenntnis dieses Problems viel wichtiger zu sein. Also sprechen wir darüber.

In unserer heutigen Zeit ist uns irgendwie die Sprache abhanden gekommen. Danke WhatsApp, Facebook, Instagram und Xing – denn ihr nehmt uns unbewusst die Lust am Reden, denn was ist einfacher als ein paar kurze Textzeilen einzutippen und gut ist. Unmerklich haben wir dadurch verlernt miteinander gezielt zu kommunizieren.

War früher noch Raum für Diskussionen, so ist es heute vielfach gar nicht mehr erwünscht. Doch was wäre der Ausweg aus dieser Misere? Nehmen wir als einfaches Beispiel den Seitensprung. Sprechen Sie offen mit Ihrem Partner über ihr Gefühl, dass die Liebe an *Würze* verloren hat, und nicht mehr so anregend ist wie früher, was nach einigen Ehejahren durchaus legitim ist – vielleicht kommen sie von selbst darauf, dass ein One-Night-Stand vielleicht ein wenig Würze in die Ehe zurückbringt, denn Liebe ist bei einem Seitensprung selten der Auslöser.

Ist Ihr Partner derselben Ansicht haben Sie schon einmal einen Stolperstein aus dem Weg geräumt, den größten. Hat er nichts gegen diesen One-Night-Stand oder zieht ihn selbst in Erwägung, kann dies eine Chance für ihre Liebe sein. Was nützen all die gut gemeinten Ratschläge von Freunden und Bekannten wenn man doch nur noch Trübsal bläst. Dann doch lieber den Stier bei den Hörern packen und darüber reden. Gehen Sie zu diesem Gespräch vielleicht in ein nettes Lokal, trinken ein Glas Wein (es wäre wichtig, dieses Gespräch auf neutralem Boden zu führen!) und erläutern Sie, warum Sie sich diese Abwechslung von dem Eheleben wünschen. Vielleicht akzeptiert beide den Wunsch, ob dieser jemals dann ausgeführt wird, steht auf einem anderen Papier. Träume sind oft Schäume.

Doch etwas anderes ist real, nämlich ein Wellness-Wochenende zu zweit; ein Wochenendtrip in die Berge, oder ausgedehnte Wanderungen, welche ebensolchen Spaß machen. Seien Sie mutig!

Hierzu wäre eine Affirmation sehr schön, die da lautet: *Ich übergebe all meine negativen Gedanken, dir, (dem Berg, der See), und ich fühle mich gelöst und frei*

.

Wir brauchen diese kleine Fluchten, wir brauchen Träume und wir brauchen Abgeschiedenheit. Was dies alles mit einem Sexratgeber zu tun hat – Sie wollten doch wieder mehr Spaß in ihrem Schlafzimmer, nicht wahr? Sehen Sie – dann lesen Sie diesen Abschnitt bitte zwei Mal, und Sie werden bemerken, was ich Ihnen zu vermitteln versucht habe. *Machen Sie den alten Kahn der Liebe wieder flott, und vögeln Sie, was das Zeug hält!*

Lexikon der Erotik (Teil 6)

Kommen wir nun zum letzten Teil unseres Erotik-Lexikons. Viel Spaß.

IS   Intimschmuck

Gemeint sind hier beispielsweise Piercings, Kettchen oder Brandings.

KB   Körperbesamung

Sie oder Er erlaubt ihm, sein Sperma auf dem Körper zu verteilen. (Lecker!)

KFI   keine finanziellen Interessen

Das sind doch einmal klare Fakten!

KKF Kniekehlenfick

Er reibt seinen Penis zwischen dem Oberschenkel und dem daran eng anliegenden Unterschenkel des Sexpartners.

Kl   Gleitcreme, welche sehr gehaltvoll ist

Wird gern für Analverkehr verwendet.

K- und C. Punkte gleichzeitig und gekonnt massiert, brächten sie binnen acht Minuten Jeden zum Höhepunkt.

Nun denn!

Rimming   Popo lecken

Gegenseitiges Lecken dieser Art nennt sich ganz romantisch *Rosenblatt*. Nicht jedermanns Geschmack, doch vielleicht einfach mal ausprobieren.

Russisch   anale Stimulation

Anale Stimulation und Massage mit einem in Öl getauchten Finger. Muss man nicht mögen, soll aber tatsächlich den Funken zum Glühen bringen! Am besten beginnt der Partner ganz langsam damit. Wenn es gelingt sich dabei zu entspannen und fallen zu lassen, kann Frau ein wunderschönes Erlebnis haben.

Damit wollen wir das Lexikon nun schließen, es hat mir Spaß gemacht, für Sie einige der vielen, vielen Begriffe zu sammeln und zu veröffentlichen.

Surfen Sie doch einfach einmal im Internet – es ist interessant zu erfahren, wie Vieles man noch nicht weiß, anderes lässt einen nur Schmunzeln.

Frage: *Wie kann ich meinen Mann so richtig heiß auf einen anregenden Abend machen?*

Antwort: Da gibt es der Dinge viele, doch zuerst würde ich vorschlagen, Sie fragen ihn, was er sich von Ihnen wünscht, um *ihn* auf Touren zu bringen. Das ist die ehrlichste Variante und wenn er Ihnen Wünsche und Träume an Sie heranträgt, dann können Sie loslegen.

Streicheln Sie ihn an seinen empfindlichsten Stellen, entzünden Sie Kerzen, verwandeln Sie Ihren Liebesraum in einen Wohlfühlraum in welchem Sie spielerisch Kissen verteilen, kleine Teelichte entzünden, Wein oder Champagner bereitstellen, vielleicht kleine Fingerfoods, das Licht dimmen und eine angenehm ruhige CD heraussuchen. Mittlerweile gibt es sehr anregende Musik für erotische Stunden, stöbern Sie ruhig einmal durch das riesige Sortiment der diversen Anbieter.

Alles in allem können Sie nun schon sehr zufrieden mit dem Ergebnis sein. Doch selbstredend fehlt zu einem anregenden Abend natürlich noch das passende Outfit, welches nicht unbedingt zu viel zeigen sollte – ihr Mann möchte ja auch ein bisschen Fantasie entwickeln, nicht wahr?

In den meisten Fällen entscheiden sich Frauen für eine ansprechende Korsage, die sehr sehr sexy wirken, dazu halterlose Strümpfe und als

I-Tüpfelchen Bett-Heels (abgewandte Form von High-Heels) welche *frau* im Bett anbehält.

In gut sortierten Erotikfachgeschäften nimmt man ihnen die Qual der Wahl gern ab und bedient sie zuvorkommend und professionell. Um das Ganze etwas abzurunden könnten Sie noch etwas Spielzeug dazutun (evtl. Dildos oder zarte Brustklemmen. Gleitgel nicht vergessen!). Ansonsten wäre es dann die Zeit zum Kuscheln gekommen.

Glauben Sie mir, wenn er sie so betrachtet, wird er sie nie wieder loslassen! Männer lieben es, von ihren Frauen überrascht zu werden, dadurch fühlen Sie sich angenommen und ihr Selbstwertgefühl steigt. Sie werden sie dafür lieben – und was gibt es Schöneres als solch eine Dankesbezeigung.

Verwöhnen Sie ihn – zeigen Sie ihm ihre Liebe in ganz unterschiedlichen Facetten. Tun Sie an diesem Abend vielleicht gerade das, was ihr Mann so gar nicht von Ihnen erwartet.

Nehmen Sie ein wenig Gleitgel und streicheln seinen Körper von oben nach unten, lehnen sie sich zärtlich an seine Brust, hauchen zarte Worte in sein Ohr und ihr Mann beginnt spätestens dann zu reagieren. Kosten sie an seinem Penis, spüren Sie, wie diese Liebesbezeugung auf ihn wirkt, und werden sie mutiger! Spielen Sie mit seinen Hoden, lassen sie diese durch ihre Hände gleiten, und ihr Mann wird sich wie im siebten Himmel fühlen.

Bitte heute nicht die übliche Sexnummer! Vielleicht hocken Sie sich auf ihren Partner und übernehmen die Führung und schauen ihm bei ihren Bewegungen intensiv in die Augen! Das rockt!

Es ist ja nicht so, dass Ihnen dieser Mensch fremd ist, mit welchem sie dort gerade den besten Sex ihres Lebens genießen. Seien Sie mutig – machen Sie sich frei von irgendwelchen Wenn's und Kann's – probieren Sie für sich aus, was Sie schon lange einmal tun wollten, und Sie können sicher sein, alsbald wird er Sie wieder fragen: *Liebling, wann überraschst du mich wieder einmal?*

Liebe mag keine Nörgeleien, wahre Liebe hält auch nichts von Lügen oder Hinter-dem-Berghalten. Wahre Liebe funktioniert nur, wenn wir zu unserem Partner so viel Vertrauen entwickeln, dass wir ihm *bedingungslos* alles sagen können.

Erst dann ist es Liebe – zuvor war es ein Ausprobieren, ein Sich-Finden.

Prüfen wir diese wahre Liebe doch einmal durch ein Delikt, welches meistens überbewertet wird – er war in einem Freudenhaus.

Ist es wirklich so dramatisch, wenn ein Mann ein einziges Mal ein Freudenhaus besucht und sich hier verwöhnen lässt. Sie glauben doch nicht allen Ernstes es hätte etwas mit Ihnen zu tun, oder? Welche Gründe hier auch immer eine Rolle gespielt haben mögen, Liebe war es ganz sicher nicht. Dann schon eher eine Laune, die vielleicht dem Alkohol geschuldet war, oder einer Betriebsfeier die ein bisschen ausgeufert ist.

Doch Liebe, nein! Manches wird einfach zu hoch gekocht. Meine Meinung dazu ist – wenn er es ihnen erzählt, sollten sie es gut sein lassen. Ihr Partner ist offen zu ihnen, er sagt ihnen, dass er mit einer Prostituierten geschlafen hat – das alles verdauen Sie eben mal ganz schnell und belassen es dabei. Es bringt überhaupt nichts zu schmollen, passiert ist passiert. Oftmals hilft hier sogar die witzige Variante: *Hat es denn wenigstens etwas für mich gebracht, hast du neue Ideen mitgebracht?*

Wahre Liebe verträgt so einen Ausrutscher, und das Verzeihen wird auch nicht lange auf sich warten lassen.

Auch hier ist wieder die Kommunikation gefragt, für alles Weitere was da kommen wird. Männer stehen nach wie vor auf dem Standpunkt: »Ich muss nicht alles erzählen«, währenddessen Frauen nicht lange dicht halten können. Frauen kommen eben doch von der Venus, und Männer vom Planeten Mars. Deborah Tannen hatte schon damals recht, als Sie Ihren Millionenseller schrieb.

Frage: *Wie kann ich meiner Frau auf behutsame Weise beibringen, dass ich auf Analsex stehe?*

Antwort: Indem Sie mit ihr reden – s. oben! Doch diese Antwort wäre zu einfach gestrickt. Man kann sehr wohl seinem Partner entweder auf sehr direkte, jedoch ebenso auf die behutsame Art erklären, dass man auch diese Variante des Sexualverkehrs in das Repertoire der Liebe einbauen möchte.

Dabei ist diese Variante durchaus sehr verbreitet, doch vielen Männer ist es offensichtlich peinlich, dies ihrer Frau zu erzählen (oftmals verhält es sich späterhin so, dass die Frau gar nicht so abgeneigt dagegen ist!), also reden, reden, reden!

Doch warum eigentlich gleich in die Vollen gehen – versuchen Sie es doch einmal mit Anal-Sex und zwar nur mit den Fingern. Selbstredend sind geschnittene, rundgefeilte Nägel hier Pflicht. Umkreisen sie durch eine anregende Massage zuerst den Damm (Latexhandschuh!), auch ein kleiner Fingerling tut hier seinen Dienst. Benutzen Sie etwas Gleitgel oder Öl kann. Es ist angenehmer, wenn man danach vorsichtig in ihren Anus eindringt. Ob nun bei ihr oder bei ihm, es wird eine neue Erfahrung sein, deshalb sollten sie vorher auch die kleine Rosette in das Spiel mit einbeziehen und diese vielleicht mit ihrer Zunge verwöhnen. Je entspannter all dies vonstatten geht, desto stimulativer ist es für beide Partner.

Dann können Sie auch nach und nach zum Full Play übergehen, wo grundsätzlich Gleitgel zu empfehlen ist. Der Anus ist noch empfindlicher als die Vagina, und so versteht es sich natürlich von selbst, dass das Eindringen in bis dato unbekanntes Terrain vorsichtig vollführt werden sollte.

Die Fabel, dass man sofort und hart und kräftig zustoßen sollte, nehmen Sie bitte als Ammenmärchen auf, und legen diese ad acta.

Sind wir erst einmal entkrampft und können den Akt der Liebe auf diese Art und Weise genießen, werden wir diese Variante immer mal wieder als Lustgewinn in unsere Spiele der Liebe mit einbeziehen, denn Spaß macht sie allemal.

Frage: Was versteht man unter einer CAT Position?

Antwort: Wenn eine Liebesstellung so kryptisch klingt, dass man sich diese noch nicht einmal vorstellen mag, so pflückt man erst einmal den Namen auseinander: *Coital Alignment Technique* – dafür steht dieser Begriff. Ebenso wissenschaftlich, nicht wahr? Grob übersetzt bedeutet der Begriff CAT: Sexuelle Harmonisierung/Übereinstimmung – man richtet sich quasi aneinander aus. Dies wirkt luststeigernd und die Frau wird stärker stimuliert als bei einem gängigen Sexualakt.

Was passiert: Sie liegt in Missionars-Stellung, was machbar klingt. Er dringt in sie ein und sobald er sein bestes Stück in Position gebracht hat, presst die Frau die Beine zusammen. Nun beginnt der Partner sich langsam nach oben zu schieben und zwar so weit, bis Becken auf Becken zu liegen kommt. (Harmonisierung!). Wenn das Schambein des Mannes dann auf dem Klitorisbereich der Frau zu liegen kommt, ist die perfekte Sexposition erreicht. Klingt alles etwas medizinisch – hat man aber den perfekten Sitz erreicht – so erreicht man einen Orgasmus der seinesgleichen sucht.

Ansonsten: Üben, üben, üben!

Frage: *Was versteht man unter Fußfetisch?*

Antwort: Fußfetisch ist eine besondere Art des sexuellen Auslebens diverser Fantasien und nicht jedermanns Sache. Wie alle Sexpraktiken gibt es vielfältige Möglichkeiten, diese Art der Sexualität auszuleben vom reinen *Stiefel lecken* bis hin zu den extremeren Arten, zu welchen wir später kommen werden.

Zehenspiele, so beginnt meistens der Fußfetischismus, das saugen oder zarte Beißen an den Zehen, das Lutschen an einem Zeh, all das gehört zum Überbegriff Fußfetisch. Meist ist es in diesem Fall der Mann, der den Duft der Frauen auf eine andere Weise braucht – nämlich in Form von Schweißfüßen oder ausgetretenen Schuhen in welche er dann die Nase hineinsteckt. Es wird geschnüffelt was das Zeug hält, um so einen Orgasmus zu erzeugen. Wer dem Fußfetisch zugeneigt ist, muss oft eine lange Leidenszeit hinnehmen, denn nicht jeder hat Verständnis für die ›Hardcore-Varianten‹. Schnüffeln, lecken an alten Schuhen, Schweißfüßen etc.. Es findet auch keine Penetration statt, sondern dem Fußfetisch zugeneigten reicht die Form des Schnüffels aus.

Ob er masturbiert oder nicht sei dem Protagonisten überlassen.

Doch es gibt nichts, was es nichts gibt. Mittlerweile gibt es sogar auf den Amüsiermeilen Damen, die sich hierfür gern zur Verfügung stellen. Fetisch-Ideen an sich gibt es mehr als genug – doch all das würde den Inhalt dieses Buches sprengen – und wollen Sie dies überhaupt?

Nehmen wir als einmaliges Beispiel einmal die Tattoos, die immer mehr zu- um nicht zu sagen überhand nehmen.

Es gibt schmerzfreie Alternativen, wie zum Beispiel das Bemalen mit Henna. Dies sieht nicht nur toll aus, sondern geht auch von allein wieder weg. Nichts flattert da im Alter um den Bauch herum, was früher vielleicht mal zum Anbeißen schön aussah (auch daran sei zu denken!).

Ja, so ist das mit dem Körperkult, was derzeitig noch hoch im Kurs steht ist in ein, zwei Jahren Vergangenheit und eine andere, vielleicht noch explizitere Art dieses Körperkults steht an.

Nehmen Sie doch nur dass derzeitig aufkommende Branding, wo tatsächlich ein Brandeisen benutzt wird um eine Tätowierung für die Ewigkeit zu schaffen. Wer's mag!

All das ist Fetisch und sollten Sie neugierig geworden sein, möchte ich Sie nicht im Unklaren belassen: Es gibt gut sortierte Fetisch-Shops die Ihre Neugierde mit Freude befriedigen werden.

Kommen wir nun noch einmal zurück zu dem Fußfetisch. Als ich mich das erste Mal damit beschäftigte, hatte ich meine Zweifel, dass es vielen bekannt sein würde, doch ich hatte mich gewaltig getäuscht. In einer Internet-Umfrage, die schon ein paar Monate her ist, kannten zumindest den Begriff die Hälfte der Bevölkerung. Das fand ich eine durchaus respektable Zahl.

Fußfetisch wird oftmals in eine Nische geschoben, wo diese nicht hingehört. Denn für die Praktizierenden ist diese Form der sexuellen Auslebung durchaus. Hier wäre eine Portion Akzeptanz oftmals wünschenswert. Man muss es nicht mögen, doch unsere sexuellen Neigungen werden doch auch akzeptiert – und seien diese noch so normal.

Frage: *Gibt es heute, in Zeiten des Internets eigentlich noch gut gemachte Pornofilme?*

Antwort: Ja und nein. Es kommt immer darauf an, wie weit ihr Kopfkino gehen möchte. Stehen Sie eher auf Hardcore-Porno, so werden Sie immer gut bedient sein, da diese billig zusammengeschnittene Massenware, welche die Frau lediglich als Fickmaschine sieht, überall zu haben sind.

Mögen Sie jedoch eher Filme, die noch so etwas wie eine Handlung in sich tragen, so kann man klar beantworten: Ja, zum Teil. Sehr beliebt, jedoch nicht so leicht zu bekommen, sind die so genannten ›Pornos für Frauen‹, in denen es nicht ganz so hart zur Sache geht. Diese Filme verfügen über eine Handlung, in welche gut gemachte, oftmals auch härtere Sexszenen eingeflochten sind, auch in Richtung S/M gehend. Diese Filme sind nett anzusehen und sie gehen nicht so weit, dass Diskriminierung hineinspielt.

In den 80er-Jahren hat der Filmemacher Andrew Blake durch eine Vielzahl wunderschöner, heute noch zu habender Pornostreifen auf sich aufmerksam gemacht. Auch Lars von Trier hat gute Pornos produziert, die allesamt uneingeschränkt empfehlenswert sind – will man zum Sex auch noch eine gewisse abendliche Unterhaltung haben. Der Pornofilm an sich hat in der letzten Zeit sehr gelitten – billig produziert, zum Teil durch das Internet bedingt, zum Teil aber auch dadurch, dass man mittlerweile auf dem Handy, auf dem Laptop oder wo auch immer die Filme herunterladen kann.

Immer, wenn ein Genre zur Massenware degradiert wird, kommt etwas dabei herum, was weder wünschenswert noch vielleicht so gewollt ist – nämlich der schnell abgedrehte Film, der in diesem Gewerbe auch noch nicht mal mehr viel Kosten verursachen darf. Schade drum.

Zu hinterfragen, was einen gut gemachten Porno ausmacht, wäre eine Überlegung wert. Jeder legt diesen Begriff für sich anders aus. Dem einen genügt es, seine Fantasie auf eine eben billige Art anzuregen, indem ein Girlie auf einem Hocker sitzt, sich entweder mit einem Dildo selbst befriedigt oder sich zeitgleich von drei Männern bespringen lässt, welche ihr jedes Löchlein stopfen, was sie zu bieten hat. Das wäre für mich ein Billig-Porno und speziell für Frauen nicht gerade der Hit.

Ist allerdings eine Handlung vorhanden, die um das Thema Sexualität herumgewoben wird, so nimmt die Sache Fahrt auf. Wunderschöne Landschaftsaufnahmen, welche am Meer spielen gehen immer (*Water and naked women are right*), las man schon recht früh in einschlägigen Zeitschriften und dies gilt bis in die heutige Zeit hinein.

Alles ist Fantasie, diese wirkt anregend und bringt Schwung ins Liebesleben. Generelle Vorsicht ist trotzdem geboten; so manch ein Mann setzt ›billige Pornostreifen‹ für sich in die Realität um ... dazu muss ich jetzt nicht noch ausführlicher werden, nicht wahr?

Empfehlenswerte Pornos finden Sie in gut sortierten Fachgeschäften. Hierzu würde ich immer dann raten, wenn Sie das erste Mal so einen Streifen anschauen möchten und auf niveauvolle Unterhaltung setzen. Hier erhalten Sie die Beratung, die Sie sich wünschen und ich habe mit dem Shops die allerbesten Erfahrungen gemacht. Fragen Sie ruhig nach ›Pornofilmen für Frauen‹ und Sie werden mit einer guten Auswahl an Filmen den Shop wieder verlassen.

Diskurs: Zu guter Letzt - Musik

Ich habe nicht umsonst die Musik an den Schluss dieses Buches gesetzt, da diese immer das I-Tüpfelchen für guten Sex ist.

Wählen sie immer Stücke aus, die den so genannten *Smooth-Sound* beinhalten und instrumental sind. Gesang, sei er auch noch so erotisch gehaucht stört, da man automatisch hinhört – nicht empfehlenswert. (Empfehlenswert hier: Erotik-Lounge-CD's, die es mittlerweile auf dem Markt reichlich gibt, diese sind sehr empfehlenswert und wirklich gut gemacht.) Fragen Sie bitte auch hier in den einschlägigen Technikmärkten nach diversen erotischen Stücken, ein guter Verkäufer wird wissen, wo er Sie suchen lassen kann. Idealerweise berät er Sie sogar.

Sie sehen, vieles gibt es zu berichten, vieles ist sicherlich neu für Sie – doch oftmals ist es auch einfach nur ein Satz, welcher beim Sex gilt:

HABT EINFACH SPASS!

Ich hoffe, dass ist mir mit diesem Buch gelungen.

Ende.

Buchtipp:
Unterweisung auf Burg Lengenfeldt
Rosa – die Lustbarkeit des Seins

„... Seine Hände packten ihre Oberschenkel und er zog sie an seinen Stab heran, der wieder ganz hart war, so wie vorhin in ihrem Mund. Er steckte seinen Stab zwischen ihre unteren Lippen und begann sich an ihr zu reiben. Dabei wurde es richtig feucht da unten, was Rosa verwunderte. Zu seinen Bewegungen kamen durch die Reibung flutschende Geräusche, die sie bisher nicht kannte. Und mit einem Mal änderte sich der Winkel seines Stabes und er fuhr in sie hinein. Der Herzog nahm ihre Hände mit seinen und zog sich in sie hinein, bis sie einen leichten Schmerz verspürte, und es fühlte sich so an als wäre in ihr drinnen etwas gerissen. Sie zuckte zusammen, zeigte aber sonst keine Anstalten, dass es ihr nicht gefallen würde. Im Gegenteil, sie fand, dass was der Herzog mit ihr machte sogar etwas spannend. Dass es überhaupt möglich war, dass jemand mit seinem Stab so tief in sie eindringen konnte, wusste sie bis dahin nicht...."

Zu finden unter
ISBN: 9783741292347

Impressum

DiKay

c/o BJ-Autorenservice

Gildehauser Weg 140a

48529 Nordhorn

Email: dikaybooks@gmail.com

Copyright © 2017 DiKay

Bildmaterial: fotolia.de | Datei: #29053644 | Urheber: Uwe Grötzner

Alle Rechte vorbehalten.

Das Werk ist urheberrechtlich geschützt und jede Verwertung ist ohne Zustimmung des Autors unzulässig.

Dies gilt insbesondere für die elektronische oder sonstige Vervielfältigung, Übersetzungen und öffentliche Zugänglichmachung.

Herstellung und Verlag:

BoD - Books on Demand, Norderstedt

ISBN 978-3-7431-6264-8